Avis

aux

Goutteux;

PAR A. L. C. CAZAL,

MÉDECIN.

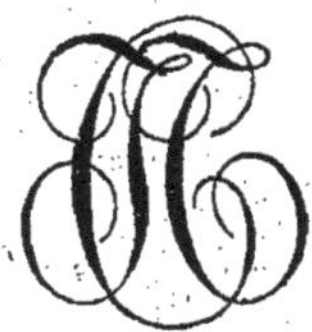

A PARIS,

CHEZ L'AUTEUR, RUE SAINT-MARTIN, Nº 132;

CHEZ CREVOT, LIBRAIRE,

RUE DE L'ÉCOLE-DE-MÉDECINE, N. 3, PRÈS LA RUE DE LA HARPE,

ET CHEZ LES LIBRAIRES DU PALAIS-ROYAL.

A BRUXELLES,

AU DÉPOT DE LA LIBRAIRIE MÉDICALE FRANÇAISE,

MARCHÉ AUX POULETS, N. 1213.

1828.

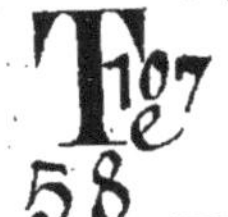

AVIS

AUX

GOUTTEUX.

IMPRIMERIE DE TROUVÉ ET Cie,
rue Notre-Dame-des-Victoires, n 16.

AVIS

AUX

GOUTTEUX;

PAR A. L. C. CAZAL,

MÉDECIN.

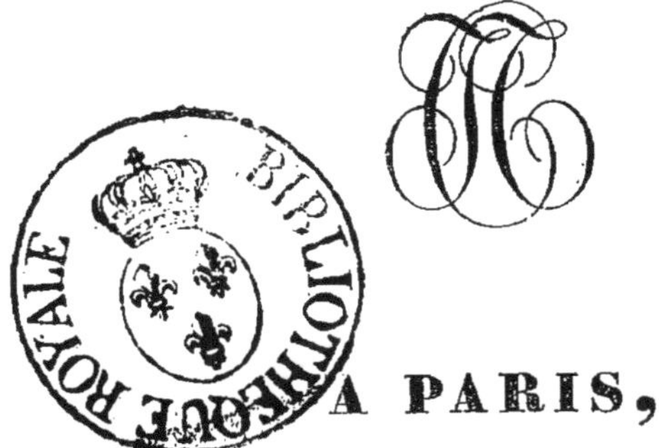

A PARIS,

CHEZ L'AUTEUR, RUE SAINT-MARTIN, N° 132;

CHEZ CREVOT, LIBRAIRE,

RUE DE L'ÉCOLE-DE-MÉDECINE, N. 3, PRÈS LA RUE DE LA HARPE;

ET CHEZ LES LIBRAIRES DU PALAIS-ROYAL.

A BRUXELLES,

AU DÉPOT DE LA LIBRAIRIE MÉDICALE FRANÇAISE,
MARCHÉ AUX POULETS, N. 1213.

1828.

AVIS

AUX

GOUTTEUX.

INTRODUCTION.

Mon intention n'est pas de donner
ici une description détaillée de la
goutte et des maladies qui y ont rapport; mon but est seulement de faire
connaître les moyens de guérir cette
affection cruelle, qui n'épargne ni l'âge

ni le sexe. Cependant je dirai, mais le plus succinctement possible, 1°. quelles sont les causes qui peuvent favoriser ou déterminer le développement de la goutte; 2°. les symptômes qui la caractérisent; 3°. les accidens auxquels elle peut donner lieu ; 4°. enfin j'expliquerai la méthode curative que je lui oppose.

Plus tard, je publierai sur le même sujet un ouvrage plus complet ; aujourd'hui j'ai cru devoir donner à ce petit travail la forme et le titre d'un simple avis adressé aux goutteux. Je suis donc loin de craindre aucune critique, ayant d'ailleurs assez de modestie pour n'y pas compter ; mais je réclame de la justice des hommes sages et instruits qui me liront, d'attendre, pour me juger, les résultats de l'expérience.

L'observation fait le médecin ; en effet, c'est en observant judicieusement qu'on affermit les connaissances acquises, et qu'on peut concevoir des idées nouvelles et justes. La médecine, depuis un demi-siècle, a fait des progrès immenses, qu'elle ne doit qu'au goût de l'observation ; à la patience avec laquelle des hommes laborieux ont recueilli des faits exacts, pour en tirer des conséquences rigoureuses. Le jugement le plus sain peut cependant errer quelquefois ; mais pour ceux qui répandent sur nous des torrens de lumière, nous pourrons bien avoir un rayon d'indulgence.

Depuis long-temps je m'occupe du traitement de la goutte, et depuis long-temps aussi j'ai pu reconnaître les difficultés qu'oppose à nos moyens curatifs une maladie sujette à autant d'anomalies. Que d'opinions diverses parmi les auteurs ! et combien d'avis différens n'ont-ils pas émis sur ce mal cruel !..

Beaucoup de médecins ont écrit sur la goutte, et tous ont proposé des moyens de guérison : plusieurs ont vanté les purgatifs; d'autres ont préconisé les sudorifiques, et chacun cite des observations à l'appui de son opinion. Poussé par le desir d'être utile, je cherchai avec ardeur le véritable remède : j'étudiai d'abord exactement la maladie, ses formes, ses aspects, ses différens degrés d'intensité; je rapprochai avec soin les idées des auteurs; j'examinai les modes de traitement indiqués, et je comparai enfin les résultats de chaque méthode.

Cette manière de procéder à la découverte de la vérité me donna bientôt la certitude que l'une ou l'autre méthode, heureuse quelquefois, ne pouvait cependant pas être regardée comme certaine dans tous les cas. Les purgatifs causaient souvent des inconvéniens très-graves, en déplaçant la douleur; les sudorifiques seuls ne l'atteignaient pas.

J'imaginai alors de combiner et de joindre les deux médications, de faire l'administration de ce remède, convenablement préparé, dans les intervalles, parfois très-longs, que laissent entre elles les attaques, et de surprendre ainsi l'ennemi pendant son sommeil. De cette façon, je crus qu'on pouvait éviter les accidens dont je viens de parler.

Ce fut alors que je pensai à faire usage de la formule que je donne ici : elle me vient d'un vieil ami qui, en m'assurant qu'elle était infaillible, me conseillait d'en faire un secret.....

Quelques essais heureux m'encouragèrent : je redoublai d'attention et de zèle ; je régularisai la prise du remède ; j'en modifiai la composition ; je joignis un régime approprié, et j'eus enfin le bonheur de réussir...

Je m'aperçus d'abord que les attaques, primitivement très-rapprochées, s'éloignaient peu à peu, et en même temps diminuaient d'intensité : elles devinrent tellement rares par la suite,

que ce ne fut qu'à des distances con-
sidérables qu'on en éprouva encore
quelque ressentiment ; enfin elles ne
reparurent plus.

Avant d'aller plus loin, disons quelques mots sur la goutte, ses causes,
ses symptômes et ses accidens ; ensuite
je ferai connaître ma médecine, et la
manière de l'administrer.

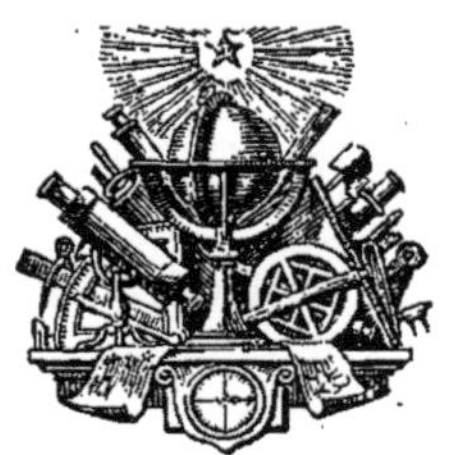

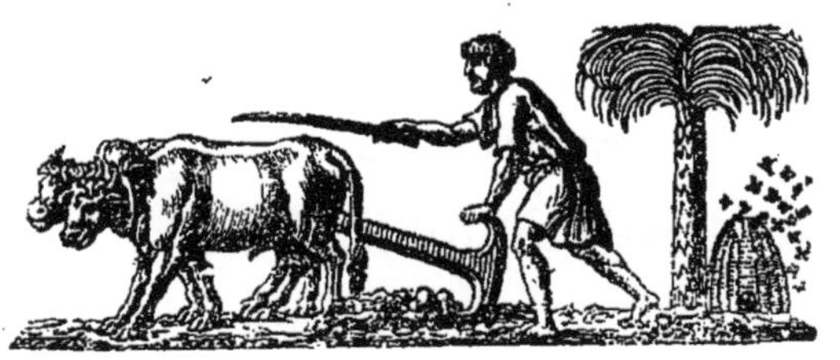

LA GOUTTE.

La goutte est une affection inflam-
matoire des articulations, laquelle,
n'étant pas contrariée par des écarts
de régime, des peines morales, ou par
des médicamens donnés mal à propos,
suit ordinairement une marche régulière : de là le nom qu'elle porte alors
de goutte régulière. On la nomme irrégulière ou anomale, en la considérant

au contraire sous le rapport de son extrême mobilité, et de sa facilité singulière à changer de siége en un instant. Elle est dite locale, lorsqu'elle n'attaque qu'une seule articulation, et générale quand elle les envahit presque toutes. Chacune de ces espèces de goutte peut être aiguë ou chronique.

Le printemps et l'automne sont les saisons pendant lesquelles la goutte se déclare de préférence ; les changemens brusques de température peuvent aussi l'occasionner : mais on admet encore au nombre des causes prédisposantes de la goutte, une nourriture animale trop succulente, l'abus des plaisirs amoureux et celui des liqueurs fermentées, la vie sédentaire ou trop d'application au travail du cabinet, la suppression des hémorrhoïdes fluantes, des évacuations excessives, etc.

Ordinairement la goutte se manifeste vers le soir ou dans la nuit, et presque toujours, dans les premiers temps, elle s'empare de l'articulation du gros orteil; cependant elle peut également se porter d'abord à la tête, aux épaules, aux bras, au cou, à la partie antérieure ou latérale du thorax, à la hanche, aux genoux, au pied : ce qui peut dépendre de la variété des tempéramens, des lieux qu'habitent les malades, du genre de leurs occupations, etc.

En raison de la plus ou moins grande sensibilité des individus, la douleur aussi n'est pas toujours la même: chez les uns, elle est des plus vives, et marquée par des élancemens qui font pousser au malade des cris aigus; mais chez les personnes d'un tempérament lymphatique, la douleur est obtuse, et fait éprouver un sentiment de stupeur et de pesanteur dans la partie. Bientôt survient un gonflement érysipélateux, qui ordinairement fait diminuer la vivacité du mal; en général, on remarque que ce gonflement, effort salutaire de la nature , est toujours dans des proportions inverses avec la douleur.

Cette douleur, qui peut néanmoins être légère et supportable pendant les premiers accès, qui de plus diminue au bout de vingt-quatre heures, et va toujours en s'affaiblissant jusqu'à la fin de l'attaque; cette douleur, dis-je, augmente au contraire d'intensité à mesure que la maladie devient plus ancienne.

Les accès, en se renouvelant, deviennent plus longs, plus fréquens.... un plus grand nombre d'articulations sont affectées; enfin, si rien ne vient borner les progrès du mal, les articulations perdent peu à peu leur force, leur élasticité, souvent même la faculté de se mouvoir, et c'est alors que la goutte se nomme atonique.

Si la goutte est irrégulière, elle fait craindre les transitions subites, et c'est ainsi qu'on voit souvent les symptômes d'une affection interne des plus

2

graves succéder à une douleur articu-
laire ordinairement peu intense, et à
laquelle même on faisait à peine attention.

La goutte qui se fixe ainsi tout à
coup sur les viscères, fait courir au
malade les plus grands dangers : à la
tête, l'apoplexie ou la paralysie peuvent en être la suite; et les symptômes
les plus alarmans ont également lieu,
si elle porte son siége à l'estomac ou
à la poitrine.

J'observe en passant que je regarde
cette indisposition connue générale-
ment sous le nom de migraine, comme
une légère attaque de goutte irrégulière; j'ai toujours vu que les personnes
sujettes à cette espèce de céphalalgie

l'étaient également à des douleurs articulaires vagues.

Je m'abstiendrai de parler des affections qui se rapprochent plus ou moins de celle qui nous occupe ; ce serait trop étendre le cadre que je me suis proposé de remplir. Les maladies qui peuvent venir compliquer la goutte m'éloigneraient encore beaucoup, et d'ailleurs leurs noms n'intéresseraient que médiocrement les goutteux qui me liront, et pour lesquels j'écris principalement : je passerai donc au traitement.

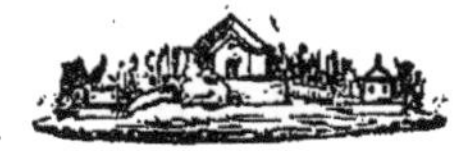

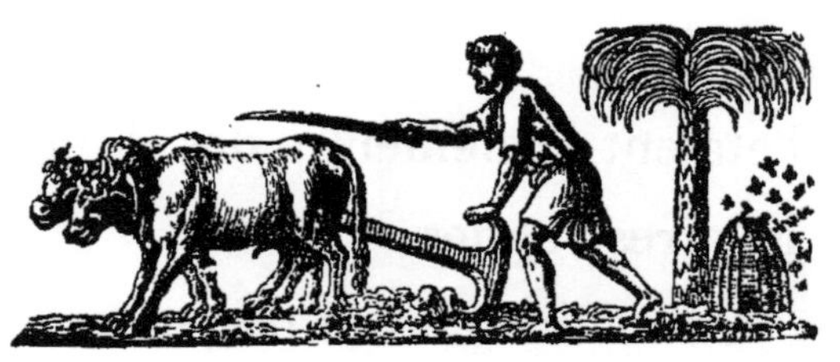

TRAITEMENT.

Attaquer directement le mal, et sur-
tout en empêcher le retour, voilà le
but que je me suis efforcé d'atteindre.
Avant cependant d'indiquer les moyens
thérapeutiques, parlons du régime, et
voyons quel il doit être.

Le régime en effet est une partie
essentielle du traitement de la goutte;

mais il doit s'établir sur une connais-
sance exacte des forces, des habitudes,
du tempérament et du genre d'occu-
pation du malade. Les maladies qui
peuvent compliquer l'affection princi-
pale doivent également être prises en
considération, et fixer même d'une
manière particulière l'attention du
médecin.

On cite des exemples de goutteux
qui ont obtenu leur guérison par une
diète végétale bien entendue, et Lobb,
médecin anglais, en rapporte plusieurs :
mais souvent aussi on a vu des accidens très-graves être la suite de ce
régime subitement ordonné et exactement suivi.

Augmenter progressivement l'exercice d'un homme trop sédentaire, et conseiller la distraction au savant assidu; découvrir au voluptueux l'abîme qu'il creuse sous ses pas, et par vos conseils le ramener peu à peu à une existence plus sage et plus heureuse; diminuer avec prudence la nourriture d'un goutteux gastronome, voilà ce que doit faire le médecin. Brusquer les habitudes de son malade, c'est le tyranniser sans lui faire aucun bien; je dirai mieux encore, c'est lui faire du mal : souvent ces réformes subites et intempestives ont d'une indisposition fait une maladie mortelle.

Les profonds physiologistes savent très-bien que les meilleures méthodes thérapeutiques sont celles qui guérissent là maladie sans danger ultérieur pour les individus. Les accidens qui succèdent à des cures trop promptes sont un avertissement que les médecins et les malades ne doivent jamais oublier.

Eh ! je le demande, quel est le goutteux raisonnable qui voudrait être guéri tout à coup d'un mal dont le principe est peut-être aussi ancien que lui-même ? Quel est d'ailleurs le médecin qui oserait promettre un semblable miracle ? Un homme tourmenté par des attaques de goutte qui se renouvellent quatre, cinq fois par an, ne se trouvera-t-il pas heureux si, par mes soins et ma méthode, il voit, dès la première année, ses attaques se réduire à deux ou trois, et diminuer de force ainsi que de fréquence ?

C'est aussi ce qui arrive en faisant usage du traitement curatif et prophylactique que je propose. Les accès non-seulement s'éloignent de plus en plus, mais encore on s'aperçoit qu'ils perdent chaque fois de leur intensité ; les articulations recouvrent peu à peu leur élasticité, et, si le sujet est sain d'ailleurs, tout rentre bientôt dans un état de parfaite harmonie.

Le médicament que je propose, et dans la composition duquel il n'entre, comme je l'ai déjà dit, que des substances végétales purgatives et sudorifiques, est d'un usage aussi facile que certain ; mais son action sur le mal qu'il est appelé à combattre, est lente, et ne devient sensible qu'au bout d'un certain temps et selon l'ancienneté de la maladie.

Pendant le paroxisme d'une goutte régulière, je me borne à une médecine expectante, laissant en partie à la nature le soin de tout calmer; ce n'est que dans le cas où l'attaque serait portée sur quelques viscères, qu'alors, par tous les moyens connus, il faut tâcher de ramener le mal aux extrémités supérieures ou inférieures. Les bains de pieds très-chauds et sinapisés; les cataplasmes de vin et de substances aromatiques, conseillés par Celse; le cataplasme encore de M. Pradier, mais dont il faut user avec infiniment de circonspection, sont les moyens dont on doit se servir alors, en y joignant én outre tout ce qui peut favoriser la transpiration et entretenir la liberté du ventre.

C'est hors le temps des accès, et une fois par mois, qu'il faut, comme je vais l'indiquer, prendre un paquet de la composition suivante préparée avec le plus grand soin, et dont on coordonne les doses suivant l'indication.

Voici cependant la manière dont je formule dans le plus grand nombre de cas : prenez deux gros et demi de sémences de chardon-bénit, deux gros de squine, deux gros de salsepareille, deux gros de diagrède, quatre à cinq gros de crême de tartre, quatre gros de

séné mondé, et enfin un gros de can-
nelle fine.

Le tout réduit en poudre impalpable
et bien mêlé ensemble, qu'on divisera
par paquet d'un gros.

Chaque mois donc, et en choisissant
un temps convenable, on prendra un
de ces paquets délayé dans une tasse de
thé sans sucre, aussitôt après laquelle
on boira une tasse de thé sucré.

Dans l'intervalle des deux heures
qui suivront la prise du remède, on
boira de quart en quart d'heure un
bouillon aux herbes; une heure après
le dernier bouillon aux herbes, c'est-à-
dire trois heures après avoir avalé la
poudre, on prendra un bouillon gras.

Ensuite on continuera des bouillons

aux herbes jusqu'à environ deux heures après midi, en supposant, par exemple, qu'on ait pris le médicament vers huit heures du matin.

Sur la fin, on boira quelques tasses de thé léger et sucré, puis on dînera médiocrement, et tout le jour on gardera la chambre.

Si le lendemain on se sentait un peu échauffé, on pourrait prendre quelques lavemens d'une décoction de racine de guimauve ou de graine de lin.

Il est nécessaire de se préparer deux ou trois jours d'avance, en buvant trois ou quatre bouillons aux herbes chaque jour; cette précaution dispose les premières voies, et facilite l'effet du médicament.

J'ai dit qu'il était urgent de prendre un paquet de ma médecine tous les mois, mais ceci n'est que pour la première année; plus tard, et lorsque les accès s'éloignent, on peut aussi éloigner la prise du remède, et peu à peu l'abandonner absolument quand on est certain de n'en avoir plus besoin.

Rien ici ne peut donner motif à la moindre crainte; mon procédé n'est ni fatigant ni désagréable; et les personnes qui feront de mon remède un usage exact ne tarderont pas à en sentir les bons effets. Dès-lors, encouragés par ces premiers succès, les goutteux eux-mêmes reconnaîtront la possibilité de leur entière guérison.

Il est vrai que tant de remèdes ont

été employés et vantés à tort contre ce
mal redouté , que presque tous les
goutteux sont extrêmement défians, et
cela avec raison ; ils comptent peu sur
les promesses d'une médecine incer-
taine; je pourrais même dire qu'ils la
craignent : mais, au lieu de formuler
au hasard, si l'on eût toujours hippo-
cratiquement cherché et attaqué les
causes des maladies , la médecine, depuis long-temps, ne serait plus un art
conjectural, et la confiance universelle
fût nécessairement née de l'évidence
des faits.

Je dois le dire cependant, il est des
cas dans lesquels j'ai échoué en partie :
les vieillards cacochymes, ou ceux chez
lesquels de nombreuses et anciennes

nodosités avaient pour ainsi dire anky-
losé la plupart des phalanges, sont des
sujets qui m'ont opposé quelquefois une
résistance invincible. Chez ces malades
pourtant j'ai encore pu, en éloignant
les accès, diminuer considérablement
les souffrances : est - ce donc avoir
manqué totalement son but ?

Rarement, il faut l'avouer aussi, les
goutteux sont armés d'une patience à
l'épreuve; et bien souvent, en s'écar-
tant de la ligne tracée, ils détruisent
en un instant l'ouvrage de plusieurs
jours. La goutte et les rhumatismes,
ainsi que la plupart des autres maladies chroniques, semblent donner aux
personnes qui en sont attaquées un
caractère de susceptibilité et d'incerti-

tude, d'inconstance même, qui, en leur faisant employer mille moyens différens, les éloignent précisément du but qu'elles desirent atteindre, le soulagement de leurs maux.

Un mal qui vient de loin, dit Sydenham, *ne peut être réparé que par une pratique longue et patiente*. Ce précepte, qu'en terminant j'invite les goutteux à se répéter sans cesse à eux-mêmes, leur apprendra du moins que la patience est une condition, et même la condition essentielle de leur guérison.

FIN.